LES

IMPERFORATIONS DU VAGIN

D'ORIGINE CONGÉNITALE

PAR

M. MARCHAT

DOCTEUR EN MÉDECINE

EX-INTERNE A L'HOPITAL CIVIL DE CONSTANTINE (ALGÉRIE)

MONTPELLIER

IMPRIMERIE GUST. FIRMIN, MONTANE ET SICARDI

Rue Ferdinand-Fabre et Quai du Verdanson

1905

LES

IMPERFORATIONS DU VAGIN

D'ORIGINE CONGÉNITALE

PAR

M. MARCHAT

DOCTEUR EN MÉDECINE

EX-INTERNE A L'HOPITAL CIVIL DE CONSTANTINE (ALGÉRIE)

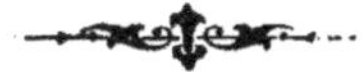

MONTPELLIER

IMPRIMERIE Gust. FIRMIN, MONTANE ET SICARDI

Rue Ferdinand-Fabre et Quai du Verdanson

1905

A MON PÈRE ET A MA MÈRE

Hommage de profonde reconnaissance

A MES FRÈRES

MEIS ET AMICIS

M. MARCHAT.

A MON PRÉSIDENT DE THÈSE

MONSIEUR LE PROFESSEUR TÉDENAT

A MONSIEUR LE PROFESSEUR AGRÉGÉ SOUBEYRAN

M. MARCHAT.

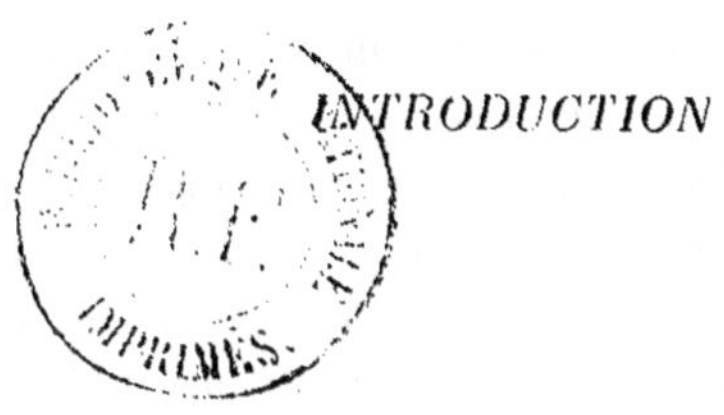

INTRODUCTION

M. le professeur Lapeyre a bien voulu nous communiquer une observation d'imperforation congénitale du vagin, et, sur les conseils de notre jeune et savant maître M. le professeur agrégé Soubeyran nous avons cru devoir en faire le sujet de notre thèse inaugurale.

Il nous a paru intéressant d'étudier cette malformation des voies génitales, les classiques s'occupant surtout, soit des atrésies totales du vagin, soit des inperforations de la membrane hyménéale. Dans notre travail nous nous proposons d'esquisser le tableau clinique dû à ces malformations. Mais il nous a paru nécessaire de faire précéder cette étude de quelques considérations sur le mode de développement des cloisonnements du vagin.

Dans un premier chapitre, après avoir fait une étude embryologique destinée à rappeler les différents stades du développement du vagin, nous mettons en évidence quelles sont les causes qui, en l'état actuel de la science, peuvent être invoquées pour expliquer la pathogénie des imperforations vaginales. Dans un deuxième chapitre, nous passons en revue les différents symptômes qui permettent de poser un diagnostic certain.

Nous nous occupons, dans un troisième et quatrième cha-

pitres, de l'évolution, des accidents produits par l'imperforation et du traitement.

Nous résumons enfin en quelques lignes les conclusions qui paraissent pouvoir se déduire de notre travail.

Mais avant d'aborder cette étude, qu'il nous soit permis d'acquitter la dette de reconnaissance que nous avons contractée à l'égard de nos maîtres.

Pendant les nombreux stages que nous avons faits dans le service de M. le professeur Tédenat, nous avons pu apprécier la haute valeur de son enseignement clinique, qu'il rend attrayant par sa façon toute neuve et toute originale de l'exposer. Qu'il daigne accepter ici le témoignage de notre respectueuse gratitude, et pour son accueil toujours bienveillant et pour le grand honneur qu'il nous fait de présider aujourd'hui notre thèse inaugurale.

Nous ne saurions oublier M. le professeur Granel, qui nous a donné à plusieurs reprises des preuves de son bienveillant appui et de son inépuisable bonté. Qu'il soit assuré de notre indéfectible reconnaissance.

M. le professeur Baumel a droit à nos remerciements et à toute notre sympathie pour le grand intérêt qu'il n'a jamais cessé de nous témoigner.

M. le professeur agrégé Soubeyran fut pour nous un maître éclairé en même temps qu'un ami ; à ce double titre nous le prions d'agréer l'assurance de notre respectueuse et inaltérable affection.

M. le professeur Lapeyre a bien voulu nous communiquer l'observation qui est le point de départ de notre travail ; il l'a fait avec une amabilité charmante et a droit à toute notre gratitude.

M. le professeur Gilis et M. le professeur agrégé Grynfelt ont accepté avec empressement et avec une extrême amabilité de faire partie du jury de notre thèse ; qu'ils en soient remerciés ici.

Nous ne terminerons pas sans adresser un cordial et reconnaissant souvenir à notre ami, M. le docteur Rouvière, chef de travaux anatomiques, qui nous a aidé, dans la rédaction de la partie embryologique de notre travail, de ses précieux conseils.

Que ceux de nos camarades en médecine qui ne nous ont point ménagé les marques de sympathie reçoivent le témoignage de notre profonde amitié et en particulier les docteurs Godard, Bruc, Musso et Rochevalier. Nous ne voulons pas quitter ces derniers sans les assurer du regret que nous éprouvons aujourd'hui à nous séparer d'eux.

LES

IMPERFORATIONS DU VAGIN

D'ORIGINE CONGÉNITALE

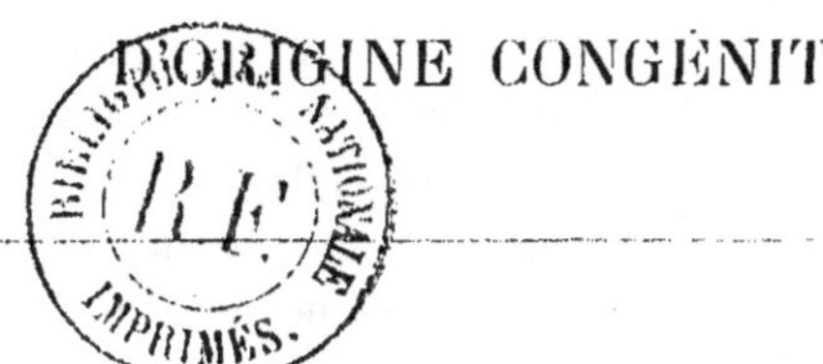

CHAPITRE PREMIER

EMBRYOLOGIE

Si les premiers stades du développement des canaux de Müller sont encore mal connus, malgré les travaux de Semper, Balfour, Hoffmann et Rabl chez les Sélaciens, de Fürbringer, Hoffmann et Semon chez les Amphibiens, de Rabl, Wiedersheim et Hoffmann chez les Reptiles, les Oiseaux et les Mammifères, il n'en est pas de même des derniers stades de l'évolution de ces conduits.

Avec Rathke, on a pensé pendant longtemps que le sinus uro-génital participait à la formation du conduit utéro-vaginal. Rathke, soutenait que l'utérus et le vagin dérivaient d'une excroissance arrondie du sinus uro-génital, qui se développait en arrière, et dans laquelle débouchaient les trompes formées aux dépens des canaux de Müller.

Müller, Lilienfeld et Valentin modifient la théorie de Rathke. Ils admettent que l'utérus dérive, comme les trompes, des canaux de Müller ; mais de même que Rathke, ils font dériver le vagin du sinus uro-génital, bien qu'avec quelques divergences sur le mécanisme employé.

Grâce aux travaux de Bischoff, Tiersch, Leuckart, Kölliker, Fürst, Dohr et Langenbacher, on a pu enfin considérer comme démontré que l'utérus et le vagin se forment aux dépens de la portion inférieure des conduits de Müller, sans aucune participation du sinus uro-génital.

Après ces auteurs, Tourneux et Legay étudiant à nouveau la question, ont publié un important mémoire où ils précisent, dans les moindres détails, le mode de développement de l'utérus et du vagin.

C'est en nous aidant des recherches de Leuckart, Livins, Fürts, Dohrn et Langenbacher, et, tout particulièrement, des travaux de Tournéux et Legay, que nous avons écrit ce rapide exposé du développement du vagin.

La rédaction de ce travail nous a, de plus, été facilitée par la lecture attentive des traités classiques d'embryologie de Kölliker, Gilis, Hertwig et Tourneux.

On peut considérer aux canaux de Müller, chez un embryon humain de 28 millim. deux segments : l'un supérieur, l'autre inférieur, séparés par le ligament génito-inguinal ou gubernaculum de Hunter.

Le segment supérieur occupe l'épaisseur du corps de Wolf et formera la trompe. Il n'en sera plus question.

Le segment inférieur, compris entre le ligament de Hunter et le sinus uro-génital, donnera l'utérus et le vagin.

Ce segment inférieur du canal de Müller est, de chaque côté, accolé au canal de Wolf, qui se trouve en avant et en dehors. Il constitue avec lui le cordon uro-génital. Il y a par conséquent deux cordons uro-génitaux. Chacun d'eux, soulevant le péritoine, détermine sur la paroi latérale de la cavité pelvienne une saillie ou pli uro-génital.

Bientôt les deux cordons se rapprochent l'un de l'autre ; par suite, les plis uro-génitaux entrent tout d'abord en contact, puis se fusionnent. Il se forme ainsi une cloison péritonéale transversale divisant la cavité pelvienne en deux espaces, qui deviendront l'un l'espace recto-vaginal, l'autre vésico-utérin. Dans la cloison même siègent les deux cordons uro-génitaux rapprochés l'un de l'autre et que l'on peut considérer comme ne formant plus dans leur ensemble qu'un tractus unique appelé cordon génital ou cordon de Thiersch.

Ce cordon est donc constitué par les canaux de Müller, qui siègent au centre et par les deux canaux de Wolf, chacun d'eux longeant la face externe du canal de Müller correspondant.

Successivement on voit les canaux de Müller tout d'abord s'accoler, puis se souder, enfin se fusionner en un canal unique.

Les auteurs ne sont pas d'accord sur l'endroit précis où débute la fusion de ces conduits. Pour Kölliker, cette fusion commencerait au milieu même du cordon génital ; pour L. Fürst et Dohrn, à l'union du tiers inférieur avec les deux tiers supérieurs du cordon ; enfin pour Langenbacher, chez le lapin, au niveau des extrémités vestibulaires des conduits de Müller. D'une façon générale, on peut, avec Tourneux et Legay, dire que la fusion des canaux de Müller débute soit vers le milieu, soit vers la partie supérieure du cordon génital, soit à l'union de son tiers inférieur avec ses deux tiers supérieurs, soit enfin à son extrémité inférieure, suivant les espèces que l'on examine.

A partir de ce stade la fusion progresse et s'étend peu à peu jusqu'aux deux extrémités du cordon génital. Le segment inférieur des canaux de Müller s'est ainsi transformé en un canal unique appelé canal utéro-vaginal ou canal de Leuckart.

Bientôt après, l'épithélium du canal de Leuckart subit des modifications locales qui permettent de le diviser en une portion supérieure ou utérine, et une portion inférieure ou vaginale.

La moitié supérieure ou utérine est, en effet, tapissée d'un épithélium prismatique qui se prolonge dans les trompes, tandis que la moitié inférieure ou vaginale possède un revêtement épithélial pavimenteux stratifié.

Mais, comme l'a nettement mis en lumière le professeur Tourneux, au niveau de leur extrémité inférieure, les canaux de Wolf se sont fusionnés avec les canaux de Müller. Il en résulte que la portion de l'extrémité inférieure du canal uro-génital, primitivement fermée par un bouchon épithélial, est à la fois constituée par les canaux de Wolf et les conduits de Müller.

Fredet a examiné les rapports que présentent les canaux de Wolf avec le segment terminal du vagin. Les coupes transversales qu'il a reproduites montrent nettement que les canaux de Wolf cheminent dans la paroi même du vagin, latéralement par rapport à la lame épithéliale. Elles mettent aussi en évidence que le vagin, au moment de finir, semble se dédoubler. Il apparaît formé de deux cornes divergeant en arrière, dans lesquelles s'abouchent les canaux de Wolf.

Le bouchon épithélial qui, au début du développement ferme en bas le vagin, occupe le sommet d'une petite saillie de la paroi postérieure du sinus uro-génital, qui représente l'ébauche de l'hymen. « A mesure que le canal génital s'allonge et s'aplatit d'avant en arrière dans sa portion vaginale, les parois épithéliales opposées du vagin s'accolent et se soudent de bas en haut. Au commencement du cinquième mois *la lame épithéliale du vagin* résultant de cette soudure, et comblant la cavité vaginale dans toute sa hauteur, donne naissance par son extrémité profonde, un peu au-dessus de la transition épithéliale, à un bourgeon lamelleux figurant une cupule aplatie d'avant en arrière, qui s'enfonce dans l'épaisseur du cordon génital, et y dessine un mamelon de même forme, représentant la portion vaginale du col de l'utérus (Tourneux et Legay).

En même temps que se délimite le museau de tanche, les cellules de la lame épithéliale du vagin prolifèrent, distendent le vagin dans le sens transversal. Cette distension se produit aussi dans le sens de la longueur ; les cellules refoulent l'extrémité inférieure rétrécie du vagin dans le sinus uro-génital, en déterminant la formation de la saillie hyménéale.

« L'hymen n'est donc autre chose, comme l'a écrit Budin, que l'extrémité antérieure du vagin, doublée à l'extérieur par la muqueuse vulvaire. »

Les cellules centrales de la lame épithéliale du vagin se désagrégent d'abord vers la portion hyménéale du conduit (Tourneux). C'est ainsi qu'apparaît la cavité vaginale qui progresse de bas en haut.

Il est cependant à remarquer que la cavité du vagin n'apparaît que fort tard, après le sixième mois fœtal ; elle est encore obstruée chez la nouveau-née par de nombreuses masses épithéliales.

L'esquisse rapide que nous venons de faire du développement du vagin, nous permet de comprendre comment se produisent les malformations qui sont le sujet de notre étude.

Si dans certaines régions limitées, la lame épithéliale du vagin ne prolifère pas ou prolifère très peu, il en résultera la formation d'un canal vaginal constitué par des parties larges séparées par des parties rétrécies. Celles-ci persisteront sous forme de cloisons transversales qui pourront être incomplètes.

Mais, si au niveau de ces régions ainsi rétrécies, par suite d'un arrêt complet de développement de la lame épithéliale du canal vaginal, il s'est produit une soudure entre les parois vaginales, il en résultera une cloison complète oblitérant le vagin. Ces données embryologiques nous expliquent à la fois les multiples variétés qu'on a pu remarquer tant au point de vue de la configuration qu'au point de vue du nombre et du siège de ces cloisons.

CHAPITRE II

SYMPTOMES ET DIAGNOSTIC

On reconnaît rarement la malformation de bonne heure ; en effet, les organes génitaux externes sont habituellement bien conformés, et, il faut l'apparition de certains accidents pour que l'attention soit attirée vers les voies génitales. Les symptômes sont donc nuls jusques à l'époque de la puberté. A ce moment, les jeunes filles chez qui l'imperforation du vagin, ne s'accompagne pas d'une autre anomalie dans le développement des organes génitaux, éprouvent tout le cortège symptomatique du molimen hœmorraghicum : sensation de pesanteur aux lombes et dans le petit bassin, lassitude des membres inférieurs, courbature générale, gonflement des seins, etc. Tout y est, sauf l'écoulement du sang lui-même qui n'a pas lieu. La cloison transversale qui obture complètement la lumière du vagin arrête le cours du sang menstruel, celui-ci s'accumule alors au-dessus de l'obstacle dans la partie supérieure du vagin et dans l'utérus. Les douleurs habituelles d'une menstruation qui s'installe vont augmentant d'intensité durant quatre ou cinq jours ; puis tout rentre dans l'ordre sans que la malade et la famille aient leur attention éveillée par ces troubles qui sont rejetés sur l'établissement de la puberté. Un mois après, les époques menstruelles deviennent de plus en plus pénibles, les douleurs du début qui avaient seulement duré quelques jours se prolongent de plus en plus et arrivent ainsi après un espace de temps plus ou moins long à occuper l'intervalle de deux menstruations sans laisser de repos à la malade. Ce sont donc les troubles de la menstruation qui sont les premiers symptômes observés. Et, tandis que ces accidents s'accentuent à période fixe, reviennent plus tenaces avec une précision en quelque sorte mathématique, l'état général lui-même ne tarde pas à s'altérer profondément. D'abord simple perte de l'appétit avec phénomènes nerveux peu accentués, c'est bientôt un dégoût insurmontable pour les aliments, dégoût qui ne tarde pas à être suivi de nausées et de vomissements avec parfois des troubles nerveux graves se présentant sous l'aspect d'attaques hystériformes des plus sérieuses. Que la malade soit faible, que son état de santé soit précaire ou que l'on ait affaire à une personne de constitution robuste, elle se trouve bientôt dans un état de profond amaigrissement, de chloro-anémie intense. Le résultat s'est fait attendre un peu plus longtemps, dans le second cas il n'en est pas moins le même. Enfin, lorsque le vagin complètement distendu ne pourra plus contenir de sang, nous verrons apparaître de véritables douleurs, très violentes que l'on a pu comparer aux douleurs de l'accouchement ; c'est alors que paraîtront ces symptômes dits de voisinage.

La collection sanguine qui se fait dans le vagin ayant atteint un volume considérable comprimera les divers organes contenus dans le petit bassin ; et, on notera du côté du rectum de la constipation opiniâtre, du côté de la vessie tantôt des envies fréquentes d'uriner, tantôt de la rétention d'urine si la compression s'exerce sur le col de la vessie apportant ainsi un obstacle matériel à la sortie de l'urine. Pour que notre exposé symptomatique soit complet, nous devons encore signaler deux faits d'importance secondaire, savoir : l'impossibilité des rapports sexuels et la stérilité.

L'impossibilité des rapports sexuels est rarement absolue. Nos observations, en effet, montrent que les cloisons siègent de préférence au niveau du tiers moyen ou à la partie supérieure du vagin. Cependant, il est quelques cas où cette impossibilité existerait réellement, c'est lorsque la cloison siège à la partie inférieure du vagin, tout près de la membrane hyménéale, comme dans l'observation du docteur Beyran et dans celle plus récente du docteur Villemin.

La stérilité n'est pas un phénomène plus important, car presque toujours avant d'avoir à s'occuper de cette question, les troubles de la menstruation auront acquis une telle importance que le médecin aura été appelé.

Signes physiques. — Les symptômes fonctionnels que nous venons d'étudier, la rétention menstruelle surtout, nous feront immédiatement penser à la possibilité d'une malformation de la zone génitale ; seuls les signes physiques nous démontreront son existence et sa nature ; nous les rechercherons donc par les divers moyens que la clinique met à notre disposition, savoir : le palper abdominal, le toucher vaginal et rectal, l'exploration directe par la vue et le spéculum ; enfin, le cathétérisme vésical.

Le palper abdominal nous permettra de reconnaître la forme, le volume, les dimensions de la tumeur, mais ne nous donnera aucun renseignement sur son origine. Cependant, il nous permettra parfois de reconnaître au-dessus de cette tumeur de consistance variable, un petit organe dur et résistant qui n'est autre chose que l'utérus qui surnage comme un bouchon de liège dans un liquide.

Le toucher vaginal, quand il est possible, peut nous donner des renseignements précis. C'est ainsi qu'il permettra de déterminer la hauteur à laquelle siège la bride transversale, la tension à laquelle se trouve soumis le liquide accumulé au-dessus. Combiné avec le palper abdominal il fera percevoir une fluctuation évidente et ce phénomène ajouté aux troubles fonctionnels déjà présentés par la malade ne laissera pas de doute sur la rétention menstruelle par un obstacle matériel. Le toucher rectal sera surtout utile dans les cas où l'on voudra respecter un hymen imperforé, mais aussi, lorsque voulant se rendre compte de l'épaisseur de la tumeur, on l'associera au cathétérisme vésical.

Enfin, l'examen au spéculum sera d'une très grande utilité, car, seul, il permettra souvent de reconnaître si la cloison est ou non complète. Nous savons, en effet, et ce fait est rapporté dans des observations très nombreuses, qu'il existe parfois sur une membrane déterminant les phénomènes des cloisons complètes un ou plusieurs petits pertuis suffisants pour permettre à la fécondation de se faire, mais qu'un bouchon de mucus ou un caillot sanguin peuvent facilement obturer.

Le diagnostic sera ordinairement facile, ses éléments étant tous contenus dans la symptomatologie. C'est seulement lorsque la malade par un sentiment de pudeur exagéré ne voudra pas se soumettre à un examen direct ou bien lorsque le chirurgien voudra respecter un hymen encore intact que le diagnostic pourrait présenter quelque difficulté. Cependant, le palper abdominal, le toucher rectal associé au cathétérisme vésical, les commémoratifs pourront permettre d'affirmer le diagnostic d'une façon infiniment probable et de conseiller une intervention chirurgicale.

Observation Première

(Due à l'obligeance de M. le professeur Lapeyre)

Eugénie B... est une jeune fille de 14 ans et demi, que nous voyons pour la première fois, le 18 février 1904. Jusqu'à ces derniers mois, elle avait paru jouir d'une excellente santé et dans son histoire passée, nous ne relevons que des bronchites à répétition jusqu'à l'âge de 7 ans. Du côté de ses ascendants ou de ses collatéraux, rien de particulier à noter.

Dans les premiers jours du mois d'octobre 1903, notre jeune malade est prise assez brusquement de douleurs lombaires et abdominales, peu violentes et qui ne durent que quelques jours. Ces douleurs reparaissent plus fortes au commencement du mois de novembre et s'accompagnent de sensations de pesanteur dans le bassin avec irradiations pénibles dans les aines. Comme ces phénomènes se reproduisent périodiquement sous l'aspect de véritables crises qui durent quelques jours, avec un maximum d'intensité vers le 4 du mois, on pense à une instauration menstruelle pénible. Mais les divers traitements, bains de siège chauds, frictions lombaires, ventouses abdominales, capsules d'apiol n'ont pour effet que d'accentuer l'intensité des crises. En même temps la malade fait de la cystite, avec miction tous les quarts d'heure et éprouve de fréquents besoins d'aller à la selle.

C'est dans ces conditions que la malade nous est amenée. A l'examen, la vulve paraît normale. L'hymen est frangé et on remarque à sa partie inférieure que deux franges opposées sont accolées et forment une sorte de pont que l'on doit sectionner. En arrière de cet hymen on ne trouve pas d'orifice vaginal, tout au plus une légère dépression en infundibulum. Le méat est plus large que normalement et une sonde, introduite avec précaution, pénètre sans difficulté à travers un urèthre également dilaté, et donne issue à de l'urine très claire. La vessie est distendue et la sonde métallique ordinaire y pénètre en entier ; cette vessie s'est remplie d'eau par le simple lavage vulvaire.

Le toucher rectal permet de sentir à 5 centimètres environ en arrière du sphincter, une tumeur lisse, mollasse, douloureuse à la pression. En combinant cette exploration avec le palper adominal on délimite cette tumeur qui est du volume d'une tête de fœtus et dépasse le niveau du détroit supérieur. Cette double manœuvre provoque de violentes douleurs. Il s'agit bien d'un hématocolpos par imperforation de la partie inférieure du vagin, et le 20 février, nous procédons à son évacuation, sous anesthésie. Une sonde mise dans l'urèthre et un doigt dans le rectum, nous incisons transversalement la peau d'une grande lèvre à l'autre ; à l'aide du doigt, nous décollons avec précaution et à cinq centimètres en arrière nous tombons sur la tumeur qui est ponctionnée au bistouri. Il s'écoule lentement environ un demi-litre de liquide épais, poisseux, filant, rappelant le chocolat cuit. L'orifice peu à peu agrandi jusqu'à permettre l'introduction du doigt, nous permit de voir la partie vaginale à paroi fibreuse épaissie. Nous nous sommes contenté d'affronter la muqueuse vaginale avec la muqueuse vulvaire et de placer un gros drain.

Les suites opératoires furent excellentes, la malade a été perdue de vue le 4 mars, à ce moment elle n'éprouvait plus de douleurs, et l'on introduisait facilement le doigt dans son vagin.

Observation II

Imperforation du vagin, François Hue.

(*Normandie Médicale*, t. XII, ann. 1897.)

Il s'agit d'une jeune fille de 14 ans et demi, Jeanne C... d'abord observée par notre collègue, M. Ballay, avant d'être envoyée dans mon service d'hôpital. Cette jeune fille, dont je dois l'observation à M. Robineau, interne des hôpitaux, ne présente aucun antécédent marquant, ni héréditaire, ni personnel. Son développement normal est tout à fait en rapport avec son âge.

Il y a sept mois environ, elle fut prise d'une crise de douleurs vives dans le ventre et dans le dos, à la suite de laquelle elle eut une rétention d'urine pendant trois jours. On la sonda au dispensaire et elle eut immédiatement après une perte de sang assez abondante d'un demi-verre dit-elle. Ce sang était noir et violacé, mal odorant, et fut suivi d'un liquide jaunâtre, visqueux, sans odeur, dont l'écoulement dura trois jours. L'enfant est incapable de dire par quel orifice ce sang s'était fait issue ; mais l'entourage pensa à des règles.

Rien de nouveau jusqu'à ces dernières semaines où la malade fut prise d'une nouvelle crise de douleurs abdominales avec rétention d'urine encore, mais aussi avec sensation d'une grosseur dans le ventre, du volume d'une pomme environ. De nouveau, elle fut sondée au dispensaire et envoyée à l'hôpital le 2 mars. Examinée à l'entrée, on trouve une tumeur abdominale remontant à trois travers de doigt au-dessus de l'ombilic. Elle est composée par la vessie distendue par plus de deux litres d'urine.

Après cathétérisme apparaît, par derrière, une autre tumeur moins volumineuse, mais mobile latéralement. Cette tumeur est inclinée à droite, peu douloureuse à l'exploration, paraissant venir du petit bassin, allongée, mate à la percussion. Elle n'arrive pas tout à fait à l'ombilic, mais son fond s'en rapproche plus que du pubis.

Au toucher rectal, on sent tout le petit bassin rempli par une masse appartenant manifestement à la même tumeur qui bombe dans l'ampoule rectale. On cherche alors à pratiquer le toucher vaginal, mais cela est impossible.

La vulve, à l'examen, paraît très normale, au développement pubère. Il existe au-dessous de l'uréthre un peu agrandi une collerette hyménéale bien marquée. Si on écarte les bords, on arrive, par derrière, sur une cloison, chiffonnée, sans aucune dépression ni orifice quelconque. C'est un septum comme gaufré.

Le toucher rectal, pendant qu'une sonde est introduite dans la vessie qu'il faut aller chercher jusqu'à dix centimètres, permet de se rendre compte que la tumeur doit être composée par l'utérus et la partie supérieure perméable du vagin dilatés par un hématocolpomètre. Le cul-de-sac arrive à trois ou quatre centimètres du septum vulvaire.

A part cela, l'examen de la malade ne révèle aucune anomalie, tous ses organes paraissent sains.

Opération le 18 mars. Chloroforme. La tumeur étant repoussée par un aide vers le périnée, j'incise transversalement dans les limites de l'hymen et je décolle avec des ciseaux et les doigts la paroi uréthrale de la paroi vaginale. Facilement, j'arrive ainsi sur la tumeur que je dénude sur une certaine étendue dans le but de l'attirer par la suite plus facilement en bas. Le cul-de-sac de la tumeur est ponctionné avec un trocart à hydrocèle et il s'écoule par la canule un litre de sang brun, couleur civet de lièvre, sans aucune odeur. La ponction est remplacée par une incision transversale et les bords de la poche vaginale attirés en bas sont suturés avec six à sept points de catgut aux bords de l'incision vulvaire. L'index pénètre alors dans un vagin très dilaté et ne rencontre rien qui ressemble à un col utérin. Lavages intra-vaginaux au sublimé et au permanganate. Pansement à l'iodoforme. Suites très simples. Le cinquième jour, le doigt ne passe plus qu'avec difficulté ; la vulve et le vagin paraissent vouloir se cicatriser un peu chacun de leur côté. J'introduis alors trois gros drains dans le vagin en les laissant saillir à la vulve ; aujourd'hui, vous en trouverez quatre qui resteront jusqu'à ce que la cicatrisation entre vagin et vulve soit bien complète. La fillette les supporte très bien et ils permettent des irrigations quotidiennes au permanganate.

Quand je les ai introduits pour la première fois, il est sorti de nouveau une notable quantité de sang brun ; depuis, à peine quelques glaires. Jusqu'alors pas de règles normales ; mais il n'y a pas un mois que l'opération a été pratiquée. D'un autre côté, par le toucher vaginal, nous avons assisté à la reconstitution du col utérin. Il y a huit jours, il consistait en un simple bourrelet au fond du vagin, avec au centre un orifice qui s'était notablement rétréci et le col était plus reconnaissable. De même les parois vaginales, longtemps dilatées à l'extrême, sont encore épaisses et rudes comme un cuir.

Observation III

Histoire d'une imperforation du vagin. — Mort. — Nécropsie.
Par M. Locatelli (*in* th. Delaunay, Paris, 1877).

Une fille de 26 ans, avait joui d'une bonne santé jusqu'à sa vingtième année, quand, vers cette époque, elle fut prise de fortes douleurs s'étendant des reins à toute la partie antérieure et inférieure du ventre : elles revinrent dès lors périodiquement tous les mois et disparaissaient après une durée de 4 à 5 jours ; elles furent traitées pendant six années par un médecin à titre de congestion utérine, suppléant les règles qui n'avaient jamais paru. Cependant, la malade se voyant dépérir lentement, se soumit à un examen local qui fit reconnaître l'occlusion du vagin, à la moitié environ de sa hauteur, par une membrane. Le ventre offrait au-dessus du pubis une tumeur volumineuse comme la tête d'un fœtus, un peu sensible à la pression : le doigt porté contre la membrane obturatrice du vagin sentait le reflux d'une impulsion exercée sur la tumeur abdominale. Le pouls était faible et fréquent et il survenait souvent des accès hystériformes. L'évacuation du sang retenu, étant le seul moyen de remédier à cet état et d'en prévenir l'aggravation, on incisa peu à peu la membrane avec un bistouri dirigé sur le doigt indicateur. Aussitôt il sortit un sang noir, coagulé, mêlé à de la mucosité (6 ou 7 onces) ; son issue fut favorisée par des pressions exercées sur la tumeur du ventre, laquelle diminua au point de perdre les deux tiers de son volume primitif.

Pendant l'opération, la patiente n'accusa que quelques douleurs et seulement durant les pressions pratiquées sur le bas-ventre ; mais au bout de quelques heures, une vive sensibilité et l'exacerbation des convulsions, ainsi que le retour de la tuméfaction abdominale annoncèrent l'invasion d'une péritonite qui, malgré deux émissions sanguines, devint mortelle au bout de deux jours.

L'autopsie faite après 48 heures, montra d'abord les traces évidentes d'une péritonite avec épanchement séro-purulent, spécialement dans la région iliaque gauche, où ce fluide était mêlé d'une petite quantité de sang putréfié. L'utérus présentait au-delà du volume d'un poing ; les trompes de Fallope adhéraient fortement à la surface postérieure des ovaires, et étaient distendues de manière à offrir, la gauche, la grosseur d'un œuf de dinde, la droite celle d'une noix.

La première présentait en arrière une rupture d'où découlait un sang noir à demi putréfié en tout semblable à celui trouvé dans la fosse iliaque gauche.

La membrane par laquelle le vagin était obturé avait environ deux lignes d'épaisseur. L'utérus était dilaté.

Observation IV

Atrésie membraneuse du vagin. — Opération. — Guérison.
Par le Dr Texton (de Strasbourg).

Caroline Truchmann, âgée de 19 ans et demi, non encore menstruée, souffrant depuis 4 ans de douleurs lancinantes dans le ventre, avec gonflement, et apparaissant régulièrement tous les 28 jours, entra à l'hôpital le 29 avril 1828. Etat général souffrant, ventre tuméfié bombé au milieu ; à l'aide du toucher par le rectum on sentit une tumeur du volume du poing, résistante, unie, et peu douloureuse ; grandes lèvres à l'état normal, petites lèvres peu formées, des caroncules myrtiformes à la place de l'hymen ; canal de l'urèthre distendu au point d'admettre le petit doigt ; à 3 lignes plus en arrière le vagin terminé en cul-de-sac.

Le 2 mai, après avoir vidé le rectum, l'opérateur engagea l'index de la main gauche aussi haut que possible dans le cul-de-sac, glissa le long de son doigt, la canule du pharyngotome de J.-L. Petit jusqu'au fond de la cavité, et fit pénétrer la lance de l'instrument suivant la ligne médiane jusque dans la cavité de l'utérus ; il s'écoula alors une forte quantité de sang brun foncé, semblable à du chocolat ; l'ouverture étant très petite, l'écoulement ne se fit que très lentement pendant 5 à 6 jours.

Le 3. — Douleur dans le ventre (fomentations chaudes).

Le 4. — Légère fièvre. Nitre.

Le 5. — Douleurs et ténesme dans le rectum (vapeurs émollientes).

Le 6. — Douleurs fortes passagères dans tout le ventre, ni tuméfié, ni chaud (potion gommeuse, liniment laudanisé), diarrhée dans la nuit (potion opiacée, boisson acidulée).

Le 8. — Fréquente défaillance, grande prostration (camphre).

Le 14. — La petite plaie étant presque fermée, on répéta l'opération et il s'écoula, avec douleur, une matière blanche, purulente, fétide.

Le 15. — Injection de camomille dans le vagin.

La malade se rétablit peu à peu sous l'influence d'un régime tonique. Quelques années après, elle écrivit que ses règles s'étaient parfaitement rétablies et qu'elle jouissait d'une bonne santé.

Observation V

Vice de conformation du vagin.— Retentions menstruelles.— Rétablissement du canal vulvo-utérin. — Retour des règles. — Autopsie.
(*In* thèse Bonnecaze. Paris, 1872)

Dubois (Marie), âgée de 31 ans, blanchisseuse, entrée le 6 septembre 1867, salle Saint-Jacques, hôpital Cochin, n° 25.

Antécédents. — La malade raconte qu'à l'âge de 15 ans, elle aurait vu ses règles pour la première fois, que six semaines plus tard elle avait été réglée de nouveau, mais chaque fois, elle n'avait perdu que quelques gouttes de sang (large comme une pièce de 5 francs). A chacune de ces époques elle avait éprouvé des coliques dans le bas-ventre qui avaient duré quelques jours et dans l'intervalle de six semaines, du malaise, de la fièvre. Depuis, les règles n'ont pas reparu ; mais chaque mois les douleurs du bas ventre seraient revenues et d'une façon assez régulière.

A 19 ans, elle s'aperçoit d'une grosseur dans le ventre à l'hypogastre.

A partir de 20 ans, les douleurs vont en s'exagérant chaque mois, puis elles reparaissent dans les intervalles, enfin elles finissent par durer des mois entiers, apparaissant et disparaissant d'une façon régulière, se succédant à quatre ou cinq jours d'intervalle, durant plusieurs jours de suite, présentant dans la même journée des moments de calme complet et des exacerbations de plusieurs heures.

Elle entre à l'hôpital Beaujon, chez M. Huguier (1862), elle y reste seize mois. Quoiqu'elle n'y ait subi aucune opération, son état s'y serait amélioré. Les douleurs du ventre seraient revenues, mais plus supportables, après sa sortie de l'hôpital. Il y a deux mois, en portant un paquet un peu lourd, elle aurait éprouvé des douleurs aussi intenses qu'autrefois, douleurs presque continuelles, irrégulières dans leur époque d'apparition.

Depuis longtemps elle ne compte plus, elle ne peut plus fixer le jour où auraient dû paraître ses dernières règles.

Elle entre à l'hôpital Cochin le 6 septembre 1867. La malade à son entrée, quoique un peu pâle, paraît jouir d'une santé assez bonne. Toutes les fonctions s'accomplissent régulièrement ; les digestions se font bien, elle a de l'appétit. La malade se plaint de douleurs de reins, mais la douleur la plus vive siégeait au-dessus du pubis et mourrait à droite de la ligne médiane.

Elle n'accuse aucune douleur, aucune sensation anormale ni dans les aines, ni dans les cuisses.

Le ventre ne présente à la vue aucune saillie ni déformation. Au palper abdominal, on sent une tumeur qui occupe tout l'hypogastre s'étendant jusqu'à 3 centimètres de l'ombilic. Cette tumeur se comporte différemment à droite et à gauche. A droite, elle s'élève jusqu'à une ligne qui partant de l'épine iliaque antérieure et supérieure aboutirait à 3 centimètres au-dessous de l'ombilic. Cette tumeur est dure, résistante, indolente, arrondie.

A gauche, la tumeur est moins élevée, moins facile à déterminer dans ses limites, s'étendant parallèlement au ligament de Fallope. La pression est légèrement douloureuse sur cette partie de la tumeur. Le toucher vaginal fait reconnaître un vagin se terminant brusquement en cul-de-sac ; on sent une tumeur dure, bombée, sur laquelle la muqueuse du vagin glisse facilement. Elle donne la sensation du col utérin lui-même et par sa forme et par sa dureté. La tumeur s'étend dans tous les sens et arrête le doigt dans toutes les directions. Par le toucher rectal on retrouve la tumeur faisant une saillie considérable et refoulant fortement le rectum dans la concavité du sacrum. La tumeur présente au doigt deux bosselures peu prononcées et très dures.

En combinant le palper abdominal au toucher vaginal, on transmet l'impulsion d'une main à l'autre. Cette transmission est évidente pour la partie droite de la tumeur, elle se perçoit moins facilement à gauche.

L'examen au spéculum a montré le cul-de-sac vaginal avec la coloration ordinaire, sans orifices, sans tissu cicatriciel, sans bride.

Est-il besoin d'ajouter que par suite de la présence de cette tumeur la miction était plus fréquente et la défécation pénible ?

Ainsi, un premier fait nettement établi, l'imperforation du vagin. Cette imperforation était-elle accidentelle ou congénitale ? Si l'on s'en rapporte au dire de la malade elle aurait perdu à deux reprises différentes deux taches de sang, mais rien dans l'examen local ne vient montrer un point par lequel auraient passé les règles.

La rétention menstruelle se déduisait du fait lui-même de l'imperforation vaginale, de la présence et de la forme de la tumeur hypogastrique, forme un peu allongée et régulière dans la partie droite de l'hypogastre, du retour périodique des douleurs chaque mois jusqu'à l'âge de 20 ans.

Mais la tumeur qu'on sentait au bord du vagin était-elle due à la réplétion de la portion cervicale du vagin, était-ce l'utérus lui-même ? La conformation de l'utérus était-elle normale ? La partie droite de la tumeur était-elle une des cornes d'un utérus bicorne ?

Sur ce fait, on ne pouvait faire que des hypothèses. On fit surveiller la malade pendant tout le mois de septembre, afin de s'assurer de la réalité de ses douleurs. Les plaintes de la malade furent presque continuelles ; ce n'étaient pas des cris, mais des gémissements, des pleurs. La plupart des nuits étaient sans sommeil. Il était difficile de croire que le désir d'être opérée et de rentrer dans les conditions de la vie ordinaire puissent produire une trémulation de si longue durée.

Vers le 1er octobre, les douleurs hypogastriques prirent une acuité plus grande. M. Dolbeau pensa avoir affaire à un molimen menstruel. Le 5 octobre, il constate qu'une bosselure du côté du rectum était fluctuante. Il se décide à faire une ponction au niveau de ce point, à travers la paroi antérieure du rectum. Par la canule du trocart, il sort, en effet, un demi-verre de sang ressemblant à de la mélasse, filant. Cette ponction ne fut suivie d'aucun accident. La malade éprouva un soulagement immédiat, mais qui ne dura que quelques jours.

Le 10 octobre, les élancements reparurent comme auparavant.

A la suite de cette ponction, la tumeur avait diminué un peu, cette diminution ne fut que momentanée. Les premiers jours de novembre, à une époque qui paraissait correspondre à un retour menstruel, les douleurs reviennent plus fortes et provoquent des insomnies presque continuelles ; la malade reste ainsi des nuits entières sur son lit. Ces douleurs reparaissent d'une façon irrégulière, soit le jour, soit la nuit, durant six à sept heures ; pendant quelques jours cependant elles viennent à peu près à la même heure, subissent un léger retard chaque fois ; parfois à ces moments où la douleur est la plus vive, la malade dit sentir une boule qui soulève la région hypogastrique sur la ligne médiane. Mais une fois la tumeur reconnue dans sa nature, fallait-il laisser la malade, en cherchant seulement à pallier ses douleurs, ou recourir à une opération qui rétablisse le cours du sang et rende la guérison définitive ?

Cette femme avait 31 ans, elle se rapprochait par son âge de l'époque où les femmes cessent d'être menstruées, on pouvait même espérer que chez elles les fonctions menstruelles cesseraient plus tôt, grâce à l'imperfection dans laquelle s'était toujours trouvée la menstruation. Cette femme avait déjà vécu pendant quinze ans avec sa tumeur et l'état général ne semblait pas altéré. La tumeur abdominale n'était pas très douloureuse, elle n'avait pas changé dans les deux mois pendant lesquels la malade avait été observée. Enfin, l'opération était une opération très sérieuse qui pouvait être mortelle.

Toutes les objections étaient ainsi prévues. Mais lorsque deux mois de douleurs bien constatées chez la malade se furent écoulés, douleurs presque sans trêve, M. Dolbeau cessa toute hésitation. Son plan était de faire une large ouverture à la tumeur, pensant écarter ainsi la résorption putride. Pour cela faire, au lieu d'attaquer directement la tumeur par sa portion vaginale, il pensait qu'il était meilleur de l'ouvrir par sa portion la plus large, celle qui proéminait du côté du rectum. Pour arriver à ce résultat, il suffisait de dédoubler la paroi recto-vaginale, le vagin étant du reste très étroit, il agrandissait le champ de l'opération et pouvait manœuvrer plus sûrement.

La plaie, due au décollement, devait cicatriser très rapidement. L'opération fut faite le 14 novembre. M. Dolbeau fit une incision demi-circulaire en avant de l'anus à 1 centimètre. La peau et l'aponévrose sont successivement incisées, puis, s'aidant tantôt du bistouri, tantôt du doigt, le chirurgien écarte la paroi vaginale postérieure et rectale antérieure. Le décollement se fait facilement. Au niveau de la tumeur, le décollement devient impossible ; alors un aide refoulant la tumeur de haut en bas et d'avant en arrière à travers la paroi abdominale, M. Dolbeau ponctionne la tumeur avec un gros trocart. Il en sort un verre de liquide analogue à de la mélasse. L'orifice de la ponction est successivement agrandi avec un bistouri droit, puis avec les lames d'un lithotome double. Tout le temps de l'opération, grâce à l'emploi du doigt pour séparer les deux parois, on ne perdit pas de sang et l'on put avec les écarteurs, voir constamment au fond de la plaie, et la tumeur, ainsi mise à jour, put être incisée sans crainte. Le cul-de-sac du vagin fut ouvert et mis en communication avec l'ouverture faite à la tumeur, de sorte que les deux doigts, l'un introduit dans le vagin, l'autre par le trajet artificiel, se réunissent au niveau de cette ouverture.

En introduisant son doigt dans la tumeur, on constate : 1° un orifice très épais, induré ; 2° une cavité dont les parois sont irrégulières et probablement tapissées par des caillots adhérents.

Une mèche grosse comme le doigt est introduite dans cette

cavité par le vagin, on y ajoute un pansement simple ; bandage en T.

La tumeur ne forme plus qu'une saillie médiocre, au-dessus du pubis.

Le soir de l'opération, la malade éprouva un accès de fièvre, sans frisson ; la peau était chaude et sèche, le pouls à 116. La soif n'était pas vive. Le ventre est plus volumineux qu'avant l'opération, mais ni tendu, ni douloureux à la pression en aucun point. On a dû sonder la malade, les urines étaient claires et abondantes.

Le pansement est imbibé de sang, partie mélasse, partie normal. Les douleurs ont complètement disparu. Bouillon.

15 novembre. — Dans la nuit, la malade a vomi une seule fois le bouillon qu'elle avait pris. Sueurs dans la nuit. Le 15 au matin, la peau reste chaude, le pouls accéléré, les pommettes colorées, la malade se plaint de mal de tête.

La tumeur du ventre s'élève environ à 2 centimètres au-dessus du pubis.

On supprime tout pansement, la mèche est retirée et n'est pas remplacée. Les pièces du pansement sont imbibées de sang, mais au moment où on les retire, il n'en sort aucune espèce de liquide.

Le soir à 3 heures de l'après-midi, la malade était couverte de sueur.

Céphalalgie, soif vive, pas de vomissements, mais envie de dormir. Elle a uriné seule. Il est sorti par la plaie un peu de sang liquide. Pouls à 144.

Le 16. — Dans la nuit, nouveaux vomissements. Le pouls reste le matin à 132, la respiration est accélérée, le ventre un peu ballonné, non douloureux. M. Dolbeau introduit son doigt par le vagin jusque dans l'orifice, le toucher est très douloureux, il suppose être dans l'utérus lui-même. Un verre d'eau de Sedlitz, cataplasme sur le ventre.

Soir. — A plusieurs selles, la peau est toujours chaude, moite, le pouls fréquent, faible, à 144. La céphalalgie est persistante, la soif moins vive. La malade a gardé du bouillon et a uriné seule.

Par le vagin il est sorti un liquide verdâtre en petite quantité.

Le 17. — Sueur abondante dans la nuit. Le pouls est à 120. Le matin, la figure à peine colorée, le ventre n'est plus ballonné.

Le 18, matin. — Pouls à 112, langue saburrale, inappétence, peu de soif. La figure est restée pâle. Ecoulement par la vulve d'un liquide verdâtre, peu abondant et fétide. Cuisson en urinant, ce qui tient au voisinage de la plaie. Le soir, vers quatre heures, la malade aurait senti une plus grande chaleur, sans frisson. La céphalalgie a disparu, elle a mangé un peu dans la journée. Pouls à 120. Se plaint d'une sensation d'oppression au-devant du sternum.

Le 19. — Le sommeil de la nuit a été tranquille, les sueurs ont apparu encore pendant cette nuit. Comme elle n'est pas allée à la selle depuis deux jours, on lui donne un lavement purgatif.

Soir. — Le sentiment d'étouffement lui revient, la respiration est accélérée et haute. On ne constate rien dans la poitrine ni au cou. Le ventre est tendu, mais le ballonnement n'est pas assez considérable pour expliquer son oppression. Une toux très légère et rare. Elle ne perd plus rien par la vulve.

Le 20. — Le pouls est à 104 le matin, 116 le soir. La peau se couvre de sueur dans la journée, la soif est médiocre. Il s'écoule par la vulve un liquide jaunâtre, très peu épais, un peu rougeâtre. La miction est douloureuse, mais cela tient à ce que l'urine passe sur la plaie. Phlyctènes sur les fesses.

Le 21. — En introduisant le doigt profondément dans le

vagin, M. Dolbeau fait sortir par la vulve une sanie grisâtre, fétide, épaisse, il en sort encore dans la journée la valeur d'une cuillerée.

On peut constater que la tumeur abdominale n'a pas complètement disparu.

Nuit du 22. — Sueurs profuses et oppression.

Le 22. — Le matin, le pouls est à 100, dépressible ; la peau du ventre présente une éruption sudorale très abondante. La figure n'est pas altérée. Il sort par la vulve une sanie grisâtre, épaisse, une bonne cuillerée après l'introduction du doigt. M. Dolbeau fait dans le vagin une injection d'eau légèrement alcoolisée qui est très douloureuse.

Un verre d'eau de Sedlitz, lavement simple.

Le soir, pouls à 108. Sueurs dans la journée revenant par bouffées, durant une heure, puis disparaissant. La malade a eu 3 selles à la suite de son eau de Sedlitz.

Le 23. — Le pouls reste à 100 le matin, 108 le soir. La malade est faible, quoiqu'elle se trouve mieux depuis deux jours ; encore les sueurs dans la journée. La veille elle avait prix deux potages, aujourd'hui une côtelette.

On sent à l'hypogastre une tumeur dure qui s'élève jusqu'au niveau de l'épine iliaque droite, elle rappelle par sa forme, par sa hauteur, celle de la tumeur avant l'opération ; cette tumeur est indolente. Elle n'a perdu aucune sanie aujourd'hui. On lui administre 0,30 centigr. de quinine, M. Dolbeau supprime l'injection.

Le 24. — Le pouls est à 92 le matin. 0 gr. 30 quinine.

Le 25. — Sueurs la nuit, pouls à 100, le matin et le soir. La respiration est accélérée. La malade éprouve de l'oppression. Le ventre un peu ballonné, toujours indolent. On supprime la quinine.

Le 26. — L'oppression est plus forte que la veille, elle place son siège au-devant du sternum. La respiration est accélérée, pénible. Le pouls est retombé à 92. La peau reste chaude, moite ; la malade accuse des sueurs pendant la nuit.

Soir. — La malade a eu un vomissement glaireux, l'oppression est plus considérable, nous ne trouvons rien du côté du poumon et du ventre.

Le 27. — La figure, quoique pâle, semble moins souffrante. L'oppression a disparu, mais le moindre effort la ramène ; la toux est très rare. Le point sternal existe encore, mais très léger.

Le ventre est peu tendu, souple ; on constate toujours une tumeur manifeste à droite. D'autre part il ne se fait aucun écoulement par la vulve ; l'introduction du doigt n'amène qu'une quantité insignifiante d'humeur.

Le soir, un vomissement alimentaire dans l'après-midi ; le pouls est à 100, quelques sueurs.

Le 28. — Le pouls est retombé à 94 le matin, 96 le soir. Les pièces de pansement sont remplies d'un liquide puriforme roussâtre qui s'est écoulé par la vulve pendant la nuit. La tumeur abdominale s'élève moins haut, on la sent moins bien.

Le 29. — La fièvre a tombé, le pouls est à 80. La figure maigrit. Elle n'a rien rendu par la vulve. Insomnie.

Le soir. — Le pouls est à 88-92. Potion diacodée pour la nuit.

Le 30. — Pouls à 72 le matin, 92 le soir. L'appétit semble revenir.

5 décembre au matin. — Un nouvel accès de fièvre, la figure est colorée. De l'humeur en petite quantité sort par la vulve à la suite du toucher ; le toucher est toujours très douloureux.

Le 6. — L'accès de fièvre est un peu tombé, pas d'appétit ; on ne sent plus de tumeur dans l'abdomen.

Le 7. — Le pouls reste accéléré, 92 le matin, 100 le soir.

La figure, qui avait maigri, est redevenue bouffie. La malade se sent assez bien malgré cela.

Le 8. — Elle se lève dans la salle.

A partir du 11, elle n'a plus de sueurs. Il s'écoule de l'eau rousse mêlée de pus par la vulve.

L'appétit revient, la malade est à 2 portions et se lève. Plus de tumeur à l'hypogastre.

Le 18. — Tous les trois jours la femme a été touchée régulièrement pour empêcher le travail cicatriciel de refermer le vagin. Depuis deux jours, elle éprouve du malaise, des douleurs de reins, elle a taché son linge de quelques gouttes de sang dans la journée. En la touchant, on tombe dans un cul-de-sac au fond duquel se trouve un premier orifice dont les parois sont en partie collées et qui se décollent très facilement. Cet orifice correspond à la plaie du vagin ; la malade se plaint au moment où le doigt y pénètre.

Plus haut, on trouve un second orifice à parois épaisses, irrégulières, dures, qui semble être manifestement l'orifice de l'utérus lui-même. On trouve un peu plus haut une petite saillie qui paraît naître de la paroi postérieure de la cavité.

Le 23. — Les douleurs de reins ont persisté.

Les coliques sont revenues, ces coliques n'avaient aucun rapport comme caractère avec les douleurs que la malade accusait avant l'opération.

Celles-ci partent des reins pour se terminer au pubis et la malade éprouve à chaque douleur comme un sentiment de déchirement. Puis des taches de sang, au lieu de taches roussâtres, se trouvent sur l'alèze. Ces taches de sang sont assez abondantes pour faire admettre une menstruation.

Le 24, on ne retrouve plus aucune tache de sang.

Du 1er au 10 janvier, il n'y a rien de bien particulier dans l'état de la malade. Elle se plaignait toutefois d'une douleur sourde qui avait son siège dans le bas-ventre et se montrait parfois assez aiguë pour la retenir au lit ; souvent même le soir on constatait un mouvement fébrile. Chaque soir je pratiquais le toucher pour maintenir la dilatation de l'orifice qui avait une grande tendance à se rétrécir.

La malade accusait de fortes douleurs au moment où le doigt pénétrait à travers la partie rétrécie, mais ces douleurs cédaient immédiatement. Dans les derniers jours cependant elle répugnait au toucher et se plaignait un peu plus qu'auparavant, sans qu'il fût possible de constater la moindre chose, soit au toucher, soit au palper abdominal, si ce n'est une douleur à la pression dans la région hypogastrique, surtout vers la fosse iliaque gauche. Une sonde introduite à travers l'orifice vaginal n'amenait aucun liquide. Le toucher rectal ne donnait aucun résultat.

Le 10. — La malade demande à sortir pour se marier. On le lui permet, mais en lui recommandant les plus grandes précautions. Il est convenu qu'elle ne sortira qu'en voiture et qu'elle ne marchera pas. On craint que les douleurs qu'elle éprouve du côté du bas-ventre ne deviennent plus vives. Elle s'apprête cependant, et à 10 heures du matin elle part assez gaie, soutenue par l'infirmière.

A 4 heures du soir, elle est de retour, mais nous la trouvons excessivement fatiguée. La face est pâle, altérée, les douleurs du ventre sont très vives. Elle a hâte de se remettre au lit ne pouvant se tenir debout sans éprouver de fortes souffrances.

Frictions sur le ventre avec onguent mercuriel belladoné. Cataplasme. Potion calmante.

Le 11. — La malade semble moins fatiguée, mais elle éprouve toujours une forte douleur dans le bas-ventre. Elle a de la fièvre. On ne constate rien au palper ni au toucher, si ce n'est une sensibilité très vive de la malade.

Le 20. — Depuis une huitaine de jours il devient impossible de toucher la malade. Elle se refuse à toute exploration ; on s'aperçoit cependant que la fosse iliaque gauche s'arrondit, qu'elle devient proéminente, et en appliquant la main sur la région aussi doucement qu'il est possible, la malade poussant des cris atroces, au moindre contact ; on reconnaît la présence d'une tumeur assez volumineuse située à la limite des régions hypogastrique et iliaque du côté gauche. La peau n'est pas altérée, les parois de l'abdomen semblent intactes. L'état général est peu satisfaisant. La fièvre est continue et très vive. La malade ne mange plus rien. Tout semble indiquer un phlegmon du ligament large. Onguent mercuriel, bains, cataplasmes.

Le 25. — Depuis quelques jours la tumeur a fait de rapides progrès ; elle fait saillie sur la peau qui est rouge, distendue. La malade, qui s'est obstinément refusée à toute intervention, se décide enfin et M. Lefort ouvre largement l'abcès. Il s'échappe immédiatement et à flots un pus épais, crémeux, parfaitement phlegmoneux. On introduit une mèche. Onguent mercuriel, cataplasmes.

11 mars 1868. — A partir du jour où l'abcès a été ouvert, les douleurs ont diminué, la fièvre a cessé. L'amélioration a été rapide et les choses se sont passées absolument comme après l'ouverture de tout abcès chaud. Aujourd'hui, la malade se trouve assez bien pour demander à être envoyée au Vésinet. Il s'écoule encore du pus par l'orifice abdominal et on lui conseille de ne pas se presser, mais elle le veut absolument et comme, en somme, elle souffre à peine et que son état actuel ne semble pas très inquiétant, on la laisse partir.

Le 31. — La malade est ramenée du Vésinet, son état est bien plus grave. On est immédiatement frappé par l'altération de ses traits. Ses forces ont complètement disparu, et il lui est impossible de se soutenir. Au Vésinet, elle a dû rester à peu près tout le temps dans l'infirmerie. Là elle a éprouvé plusieurs frissons qui se montrent maintenant tous les soirs et la plaie, loin de se fermer a continué à laisser couler du pus en quantité encore plus grande.

En pressant sur la paroi abdominale, on en fait encore sortir une grande quantité, mais il a perdu ses caractères pour prendre l'aspect du pus des abcès froids.

La région hypogastrique est douloureuse, mais on n'y trouve plus aucune tuméfaction.

Le toucher n'apprend rien au point de vue de l'abcès, mais on s'aperçoit que le vagin est de nouveau oblitéré.

Le doigt vient buter contre une cloison sur laquelle il est impossible de découvrir le plus petit orifice.

Depuis le 1er janvier, la malade n'a pas eu ses règles (les jours où elle les a eues ont été indiqués dans l'observation de M. Zœpfel).

Le 15 avril. — La malade, après son arrivée, s'est refusée à tout traitement autre que l'application de cataplasmes. Il est même très difficile d'arriver à lui toucher le ventre. Elle est complètement sous l'influence de la fièvre hectique. Elle ne se lève pas.

On la tonifie autant que possible.

Depuis cette époque jusqu'à celle de sa mort, elle n'a présenté rien de remarquable. Frissons légers tous les soirs, sueurs abondantes la nuit ; perte complète de l'appétit à certains moments, alternatives de diarrhée et de constipation, écoulement très abondant d'un pus clair et séreux, impossibilité de se lever à cause d'une faiblesse excessive, tel est le résumé de son état.

Je dois cependant noter trois accès épileptiformes dans le cours du mois de juillet ; c'étaient même de véritables accès d'épilepsie. Il paraît cependant, d'après les informations qui m'ont été données, que la malade n'avait jamais rien eu de semblable. La cause de ces accès nous échappe complètement. La malade n'a pas d'œdème. Les urines ne contiennent pas d'albumine.

Le 16 août. — La face commence de devenir bouffie. Il y a déjà de l'œdème des membres inférieurs.

Affaiblissement considérable. Pas d'albumine dans les urines.

2 septembre. — Morte dans une cachexie profonde. Les règles n'ont pas reparu.

Observation VI

Vice de conformation des organes génito-urinaires. — Imperforation du vagin. Par le Dr Beyran (*Gaz. des Hôp.*, 1862, p. 426).

Mme Ch..., âgée de 20 ans, éprouve chaque mois, depuis l'âge de 14 ans, des troubles dans la santé, caractérisés par de violentes douleurs à l'hypogastre, aux aines, à la région sacro-lombaire, avec envies fréquentes et difficultés d'uriner, en même temps que des céphalalgies, des éblouissements, des oppressions, des nausées, des vomissements, et enfin un état de faiblesse et de malaise général très remarquables.

Ces troubles persistent pendant 4 ou 5 jours et sont remplacés par un écoulement de sang pur qui a lieu par le rectum sous la forme d'un flux hémorrhoïdal, après quoi tout rentre dans l'état normal, et toute souffrance cesse jusqu'à la réapparition des mêmes phénomènes le mois suivant à l'époque des menstrues.

Elle fut traitée sans succès à diverses reprises, et l'on insinua que le mariage pourrait avoir pour sa santé des résultats favorables ; cet événement désiré arriva au mois d'avril dernier. Mais alors un incident imprévu se présenta ; le coït fut tenté plusieurs fois inutilement, et le mari voyant l'impossibilité de l'accomplir, se décida à demander conseil à M. Beyran.

Notre confrère examina d'abord le mari. Il reconnut que ses organes génitaux étaient dans des conditions normales et que rien ne s'opposait à ce qu'il put accomplir le coït. Il voulut alors examiner la femme à son tour, et voici ce que cet examen fit constater.

Cette femme, d'une taille moyenne, d'une constitution robuste et d'un tempérament nervoso-sanguin, a les seins et les parties génitales externes bien dévelóppées. La percussion et l'auscultation ne dénotent rien d'anormal dans les viscères contenus dans la poitrine et le ventre.

Toutes les parties génitales externes sont rouges, un peu tuméfiées et très douloureuses au toucher. Le clitoris paraît d'un volume un peu exagéré. L'orifice externe du canal de l'urèthre n'est pas visible comme à l'ordinaire. L'index, introduit dans l'ouverture vulvaire et dirigé vers l'orifice vaginal, s'arrête à 3 centimètres environ, dans un cul-de-sac anormal, formé à cette distance par une cloison membraneuse qui ferme complètement cet orifice. Le toucher rectal permet de constater l'existence d'une matrice normale dont le col semble enveloppé par un cordon cylindrique. L'inspection à l'aide du spéculum est impossible. En écartant les 2 lèvres, on peut entrevoir au fond du cul-de-sac membraneux qui ferme ainsi l'entrée du vagin, un petit canal ou pertuis qui permet d'introduire l'extrémité d'un stylet à 1 centimètre environ. Au-dessus de ce détroit se trouve un petit orifice qui laisse pénétrer une sonde flexible de 4 millimètres à une profondeur de 50 millimètres ; c'est le canal de l'urèthre qui se trouve refoulé en arrière, comme toutes les autres parties qui constituent les organes génitaux externes de la femme. La membrane hymen, également refoulée, présente quelques fragments d'une déchirure récente. L'exploration du rectum par le spéculum ani-

permet de découvrir à la paroi antérieure de cet intestin une ouverture anormale ou fistule qui admet l'extrémité d'une sonde élastique à une profondeur de 4 ou 5 centimètres environ. On peut injecter à l'aide de cette sonde une centaine de grammes d'eau tiède qui, pénétrant ainsi dans le vagin, le fait dilater de manière à pousser d'arrière en avant le cul-de-sac membraneux qui ferme l'entrée du vagin. Ayant ainsi constaté qu'il y avait un vagin libre derrière la cloison anormale qui fermait son entrée, M. Beyran se crut suffisamment autorisé à essayer de rectifier l'entrée du vagin et il procéda de la manière suivante.

La malade étant couchée sur le dos, comme dans l'opération de la taille, une sonde fut introduite dans l'urèthre en même temps que 150 grammes d'eau tiède furent injectés par la fistule dans le vagin, de manière à refouler d'arrière en avant la cloison membraneuse ou le cul-de-sac de l'entrée du vagin ; cela fait il pratique avec un trocart la ponction du petit pertuis qui se trouvait au fond de cette cloison.

Aussitôt tout le liquide injecté par la fistule s'écoula par la canule du trocart. Cette canule retirée, il introduisit une sonde qui parcourut facilement toute l'étendue du vagin, ce qui confirma de nouveau que ce canal était libre. Assuré ainsi qu'il pourrait tenter avec succès d'établir l'entrée du vagin, M. Beyran a agrandi avec le bistouri l'ouverture faite par le trocart, par un débridement circulaire, de manière à obtenir une ouverture suffisante. Le doigt introduit par cette issue a pu facilement explorer toute l'étendue du conduit vaginal jusqu'au col de la matrice, qui était dans une situation normale. L'index retiré de cette ouverture fut remplacé par une grosse mèche enduite de cérat. Ce pansement fut continué pendant deux semaines. Pendant l'opération et durant tout le traitement, il n'est survenu chez cette malade aucun accident à noter.

Le seizième jour, les menstrues se montrèrent, et c'est pour la première fois que le sang sortit au dehors par l'orifice du vagin.

L'apparition des menstrues eut lieu sans troubles fonctionnels, c'est-à-dire que les phénomènes morbides signalés ci-dessus n'ont pas précédé les règles comme cela se reproduisait chaque mois avant l'opération.

Après cinq jours de durée, les règles ayant cessé, la malade a pris quelques bains, l'orifice vaginal avait conservé le diamètre obtenu par le traitement. Pendant une semaine on a eu recours à l'emploi de l'éponge préparée, afin d'élargir davantage cet orifice.

Observation VII

Occlusion congénitale du vagin, par M. le docteur Piachaud, de Genève (Gazette des hôpitaux, 1857, page 464.)

La première fois que M. Piachaud fut appelé à examiner cette malade, il y avait dans le ventre une tumeur grosse comme une tête d'adulte, remontant jusqu'à l'ombilic, et que l'on sentait également par le vagin à 3 ou 4 centimètres de profondeur.

A cette distance de la vulve, le doigt était d'ailleurs arrêté par une résistance invincible et ne trouvait rien qui donnât l'idée du col utérin. L'indication d'opérer étant rendue évidente par le retour et la violence des douleurs à chaque époque menstruelle, M. Piachaud fit d'abord avec le trocart une ponction qui donna issue à une certaine quantité de matière foncée ayant la consistance d'une gelée un peu liquide. Sûr alors qu'il s'agissait bien de rétention du sang menstruel, il incisa avec le bistouri boutonné à droite et à gauche, et vit sortir alors une très grande quantité (plus d'un litre) de sang liquide de couleur chocolat.

Explorant avec le doigt, il put constater au-dessus de l'incision l'existence d'une poche dans laquelle proéminait un col utérin parfaitement conformé, dont l'orifice était seulement assez ouvert pour permettre au doigt d'arriver facilement dans la cavité utérine. L'imperforation occupait donc, non pas l'utérus lui-même, mais le vagin, et consistait en une sorte de cloison membraneuse qui séparait ce canal en deux parties, l'une inférieure et l'autre supérieure, dans laquelle s'ouvrait le col de l'utérus. Aucune suite sérieuse, si ce n'est un léger phlegmon de la fosse iliaque, n'est venue compliquer cette heureuse opération, et la malade a eu, sept semaines après, ses règles normalement et sans douleurs, ce qui prouve que la voie établie par le bistouri ne s'était pas oblitérée. Pourtant M. Piachaud a constaté qu'elle s'était notablement rétrécie, et il pense que si une grossesse a lieu plus tard, l'accouchement ne pourra pas se faire sans un nouveau débridement.

CHAPITRE III

EVOLUTION

Le cas, pour ainsi dire classique, dont nous venons de décrire la symptomatologie, doit être immédiatement traité et avec de bonnes précautions aseptiques, son évolution sera des plus simples. Mais il n'en est pas toujours ainsi et plusieurs éventualités peuvent se produire.

1° *Hématométrie*. — La propagation de la collection sanguine à la cavité utérine est considérée par les classiques comme une véritable exception. Nous avons vu que le palper faisait sentir une tumeur abdominale plus ou moins volumineuse sur laquelle on pouvait distinguer une partie plus petite et plus dure qui n'était autre que le corps utérin. Pozzi dit en propres termes : « L'utérus est refoulé en haut et coiffe la tumeur d'une espèce de bouton plus dur ».

Cependant malgré la rareté, l'hématométrie peut se produire, et dans les observations que nous avons pu rassembler, nous en trouvons quatre cas. Quand l'hématométrie apparaît, elle commence par une dilatation de la cavité du col, le corps utérin, en effet, résistant beaucoup plus longtemps que la cavité cervicale. Ce n'est qu'à la longue et petit à petit que le corps utérin prend lui-même part à l'agrandissement général pour constituer une poche dont les parois souvent épaisses ne laissent plus délimiter la région cervicale et celle du corps.

L'abdomen augmente de plus en plus de volume, la tumeur atteint la région ombilicale et dans certains cas on a pu croire à l'existence d'une grossesse.

L'hématométrie se propage généralement aux trompes. « Dans tous les cas d'hématométrie, dit Pozzi, les trompes se dilatent en hémato-salpinx. Le peu d'épaisseur de la paroi des oviductes fait qu'ils se distendent lorsque la pression augmente dans l'intérieur du canal génital ». Il peut en résulter une énorme tumeur, et par le toucher rectal et le palper abdominal combinés, on perçoit les trompes bosselées, contournées, senties comme « un boudin mou et élastique ». Si le sang pénètre lentement à travers l'orifice abdominal de la trompe, il en résultera des poussées irritatives, origine d'accidents de périmétrosalpingites ; si au contraire l'épanchement se fait d'une façon rapide, on aura constituée une hématocèle.

Une pareille évolution ne tardera pas à troubler gravement l'état général, et nous verrons survenir une anémie profonde, de l'amaigrissement, de l'anorexie et même des accidents de péritonite généralisée.

A vrai dire, la propagation de la collection sanguine vaginale à l'utérus et aux trompes, est rare, mais nous devions pourtant la signaler, car on la retrouve dans les observations que nous allons rappeler.

Observation VIII

Imperforation de la partie inférieure du vagin. — Hématocolpos. — Hématométrie
Dr Turgard (*in* Archives de Tocologie, 1896, p. 387).

R... Sidonie, servante, âgée de 17 ans et 9 mois, se présente à une consultation, le 26 mai 1895.

Cette jeune fille, douée d'une bonne santé habituelle et sans antécédents pathologiques personnels ou héréditaires, a commencé, il y a trois semaines, à ressentir dans le bas-ventre des douleurs qui ont augmenté pendant quelques jours et qui persistent encore actuellement. En même temps, elle s'est aperçue que son abdomen se développait assez rapidement.

Elle n'a jamais été menstruée. Elle aurait, paraît-il, ressenti, il y a un an, des douleurs analogues, accompagnées également de développement de l'abdomen.

Etat actuel. — Femme de taille au-dessous de la moyenne, brune, à embonpoint moyen, ventre un peu développé.

Au palper, on trouve dans le ventre, sur la ligne médiane, une tumeur dure, de consistance fibreuse piriforme, à grosse extrémité supérieure, remontant à un travers de doigt au-dessus de l'ombilic, mais moins large, moins résistante que le serait un utérus gravide remontant à cette hauteur dans l'abdomen.

L'inspection de la vulve montre, entr'ouvrant les grandes et les petites lèvres, une tumeur bleuâtre ressemblant à une poche amniotique. L'hymen, intact, encadre cette tumeur, auquel ses bords libres n'adhèrent en aucune façon et se confond avec elle par sa grande circonférence. Les grandes et petites lèvres sont bien conformées.

Le toucher permet de constater qu'il s'agit bien d'une tumeur liquide, mais le doigt ne peut pénétrer dans le vagin pour la circonscrire.

Le diagnostic ici, s'impose : il s'agit d'une rétention du sang des règles, par suite d'imperforation du vagin.

Je fais, sur le milieu de la tumeur, une incision antéro-postérieure d'un centimètre environ.

Aussitôt se produit un jet liquide ressemblant, comme couleur et comme consistance, à une crème au chocolat. Je laisse le liquide s'écouler lentement ; la main, posée sur la tumeur sans exercer de pression dangereuse, sent l'utérus s'abaisser petit à petit, puis diminuer de volume. Il s'écoula juste un litre de liquide. Je fis une injection de sublimé à l'entrée du vagin et la jeune fille retourna à son domicile. Elle perdit encore du sang pendant vingt-quatre heures, mais en très petite quantité. Les règles revinrent le 25 juin, le 25 juillet et le 15 août et durèrent quatre jours chaque fois. Je l'ai revue pour la dernière fois ce 31 août.

Elle n'a pas souffert depuis le jour de la ponction, ses règles se sont passées chaque fois sans douleur ; l'utérus a repris son volume et sa situation normale dans le bassin. L'orifice créé par le bistouri s'est considérablement rétréci ; il admet maintenant une sonde cannelée. Cet orifice, suffisant pour la menstruation, demanderait un débridement plus large, mais cette jeune fille ne pouvant prendre les quelques jours de repos que nécessiterait cette légère opération, je juge plus prudent de la remettre à un moment plus opportun.

Observation IX

Imperforation du vagin. — Hématométrie
(Bérard. — Société de chirurgie de Lyon, 15 janvier 1903.)

Une jeune fille de 19 ans entre à Sainte-Madeleine en septembre dernier pour douleurs et augmentation de volume du ventre ; à la palpation, il y avait de chaque côté une masse du volume du poing. La vulve était atrophiée ; le vagin était obturé et le diagnostic s'imposait.

Je pratiquai une incision suivie de dédoublement, comme pour la périnéorrhaphie ; j'arrivai dans une poche d'où s'écoula une quantité de sang noir.

Cette cavité fut ensuite bourrée de gaze et je terminai en refaisant un vagin par une autoplastie. La malade était sur le point de sortir au dix-huitième jour, lorsqu'elle eut une brusque élévation de température avec douleur iliaque droite pouvant faire penser à une appendicite. Après quelques heures d'observation, j'intervins par une laparotomie et trouvai une péritonite déjà presque totale ; ablation des annexes qui étaient rouges, tuméfiées et adhérentes : drainage. Cette opération ne suffit pas, car il y eut encore, par le fait de l'infection de la cavité utérine huit jours de température et de phénomènes inquiétants. La malade est cependant aujourd'hui bien guérie.

Observation X

Imperforation du vagin. — Hématométrie
(Picqué. — Société de chirurgie, 5 octobre 1905.)

Il s'agit d'une jeune fille débile qui n'a jamais été réglée. Les accidents ont débuté le 3 octobre 1901, pour se reproduire chaque mois. La crise est caractérisée par une sensibilité très vive du ventre, surtout au niveau de l'hypogastre. Le palper provoque une véritable douleur ; la jambe droite est en adduction très prononcée ; absence de fièvre. La malade reste alitée pendant quinze jours à trois semaines ; agitation nocturne, grande émotivité, état mélancolique très accentué. Le calme se rétablit progressivement. Il dure environ huit à quinze jours, mais il y a parfois des intervalles de un à deux mois.

A l'examen, on constate l'imperforation vaginale. Le ventre est occupé par une volumineuse tumeur bosselée donnant l'impression d'un kyste multiloculaire de l'ovaire. L'intervention a permis de constater l'existence d'un hématosalpinx gauche. L'annexe droite était saine. L'utérus et la corne utérine sont distendues ainsi que le tiers supérieur du vagin, par du sang coagulé et en gelée, un demi-litre environ. Hystérectomie supra-vaginale, capitonnage de la section sous-jacente. La malade est aujourd'hui guérie.

2° *Pyocolpos.* — La suppuration de l'hématocolpos, peut se produire de deux façons différentes : ou bien à la suite de l'ouverture de la poche, que celle-ci soit le résultat d'une rupture ou d'une intervention chirurgicale quelconque, ou bien encore elle peut se produire spontanément en quelque sorte et sans aucune communication extérieure.

La première variété ne mérite pas de retenir notre attention. Redoutée autrefois des chirurgiens, qui s'ingéniaient à empêcher l'entrée de l'air dans l'hématocolpos, elle ne présente aujourd'hui qu'un intérêt historique : grâce à une asepsie rigoureuse, elle doit être regardée comme absolument exceptionnelle. Nous en trouvons cependant un remarquable exemple, rapporté par Villemin, dans le *Bulletin de la Société de Pédiatrie* de 1903 (17 mars) :

« Il s'agit d'une imperforation de l'hymen, ou plus vraisemblablement d'une imperforation terminale du vagin qui, chez une jeune fille de 15 ans, au moment de l'établissement de ses règles, fut cause successivement ou simultanément d'hématocolpos, d'hématométrie, d'hématosalpinx et d'hématocèle pelvienne. Ces diverses collections sanguines ayant été infectées dans la suite, prirent le caractère de pyocolpos, pyométrite, pyosalpingite et pelvipéritonite suppurée. Ce complexus symptomatique était jugé par les anciens chirurgiens comme de la plus haute gravité et devant fatalement se terminer par la mort. La laparotomie faite à temps nous permet actuellement de guérir ces cas extrêmes.

» Depuis juin 1902, Adrienne J..., âgée de 15 ans, se plaignait de douleurs abdominales périodiques. Devant leur importance croissante et l'augmentation du volume de l'abdomen, l'enfant est obligée de s'aliter chez elle, et le 6 novembre, une ponction faite à la vulve, par un médecin de la ville, donne issue à 4 litres environ de sang noir. Mais le 10, les douleurs qui s'étaient calmées, reprennent avec la plus grande violence et s'accompagnent de vomissements. Devant la gravité de la situation, les parents se décident à conduire l'enfant à l'Hôpital des enfants malades, le 11 novembre.

» Une volumineuse tumeur fluctuante remplit la fosse iliaque droite jusqu'à l'ombilic ; elle dépasse la ligne médiane, encercle l'utérus et se propage en arrière de lui ; tout l'abdomen est sensible, le facies est nettement péritonéal, la langue est sèche, la diarrhée est fétide, la température oscille entre 38° et 39°5. Après débridement, on constate au fond du vagin fort étroit, un col utérin mou, dans l'orifice duquel peut s'engager la pulpe du petit doigt, mais dont l'hystéromètre ne peut franchir l'isthme.

» Du pus sanguinolent s'écoule par la vulve ; le facies s'altère de jour en jour ; la tumeur, de plus en plus douloureuse, augmente graduellement ; la température atteint 40°.

» Le 2 décembre, la laparotomie montre le petit bassin rempli d'une masse adhérente à tous les organes voisins, épiploon, intestin, rectum, vessie, plongeant dans le cul-de-sac de Douglas, coiffant l'utérus. Après pénible dégagement des viscères adhérents, on enlève une masse informe contenant l'ovaire et la trompe méconnaissables, dilatés en une volumineuse poche purulente pleine de liquide verdâtre et fétide.

» Au cours des manœuvres, une autre cavité purulente dépendant du péritoine, se prolongeant derrière l'utérus jusqu'au cul-de-sac de Douglas, se trouve ouverte. L'utérus paraît normal, les annexes du côté opposé sont turgides, adhérents à l'intestin et à l'épiploon, mais ne contiennent aucun liquide pathologique.

» Je passe sur les suites opératoires, qui ne furent pas des plus simples ; l'évacuation des liquides produits par ces énormes masses suppurantes ne se faisait que d'une manière imparfaite malgré le drainage abdomino-vaginal, malgré le décubitus ventral auquel la petite malade était soumise. Ce ne fut qu'au bout d'un mois que l'apyrexie fut complète, mais sitôt après l'opération le facies avait changé, les douleurs avaient disparu et l'appétit était revenu. L'enfant sortit guérie au bout de deux mois le 12 février ; et le 2 mars, comme conclusion de son histoire, le flux menstruel s'établissait sans aucune souffrance, sans aucune sensation anormale, de la manière la plus satisfaisante. »

Voilà donc un cas dans lequel, malgré un ensemble de symptômes alarmants, la guérison est survenue ; ces cas, heureusement rares, à l'heure actuelle, n'en ont que plus d'intérêt à être signalés.

Mais si les faits d'hématocolpos suppurés à la suite d'une communication extérieure, ne devaient être cités que pour mémoire, bien autrement intéressants sont les cas de pyocolpos fermé, quand la suppuration se développe spontanément.

Cette variété doit être rare puisque les classiques n'en font pas mention et que nous-même n'avons pu en trouver un cas dans nos observations. Le docteur Laroyenne a cependant publié dans les *Annales de Gynécologie et d'Obstétrique* d'avril 1904, une observation, qui sans rentrer exactement dans le cadre de notre sujet, puisqu'il s'agit d'une imperforation de l'hymen, n'en est pas moins fort instructive. Nous croyons devoir la rapporter, car dans les deux cas, la production du pyocolpos nous paraît avoir la même origine :

« Il s'agit d'une jeune femme, Joséphine B..., âgée de 17 ans, et entrée à l'Hôtel-Dieu de Lyon, dans le service de M. Vallas, le 20 novembre 1903. Cette malade, n'ayant jamais été réglée, se plaignait, depuis quinze jours, de malaises vagues consistant en céphalées, douleurs lombaires qui ne l'empêchaient pourtant pas de continuer son travail de domestique. Mais, avant-hier soir, raconte l'observation, les douleurs lombaires et abdominales augmentèrent ; elle se trouva dans l'impossibilité d'uriner et un médecin, après avoir pratiqué un cathétérisme vésical et l'avoir ainsi soulagée, l'envoya à l'hôpital. On constate l'imperforation de l'hymen qui bombe rouge, tendu, fluctuant.

» On pense à un hématocolpos, et le lendemain, sans anesthésie, on incise l'hymen au thermocautère, crucialement et progressivement de façon à n'avoir point une évacuation trop brusque de la collection ; celle-ci était composée de 500 à 600 grammes d'un pus bien lié, homogène, sans caillots. Le pus est recueilli aseptiquement et l'examen bactériologique fait par le docteur Courmont donne : staphylocoques blancs et streptocoques.

Les suites opératoires furent des plus simples et deux mois plus tard les règles apparaissaient. »

Dans cette observation nous assistons à la transformation spontanée d'un hématocolpos en pyocolpos ; on doit se demander quel est le mode de pénétration de l'agent infectieux.

Il est certain que la compression exercée sur l'intestin par la collection sanguine, peut modifier quelque peu la liberté du ventre et être ainsi une première cause de migration microbienne. De plus, un intestin ainsi comprimé, voit se modifier les conditions circulatoires de ses parois et son intégrité se trouve altérée, conditions qui sont suffisantes à provoquer la traversée microbienne.

Or, le pyocolpos ne contenait pas l'agent des infections intestinales, le coli bacille. On est donc obligé de penser que les agents d'infection ont été apportés par la voie circulatoire et cette explication est fort plausible. D'un côté, en effet, nous trouvons le streptocoque et le staphylocoque dont on connaît les migrations possibles par le système sanguin ; et, d'autre part, nous avons une cavité close pleine de sang plus ou moins modifié.

3° *Rupture de l'hématocolpos.* — Une troisième éventualité peut se produire, c'est la rupture de l'hématocolpos. Cette rupture peut se faire à l'extérieur ou à l'intérieur.

Si la rupture se produit par la voie externe, elle se caractérise par une sensation de véritable soulagement due à la cessation de la tension intra-vaginale et que l'on peut comparer au bien-être éprouvé par les rétrécis après un cathétérisme.

Dans d'autres cas, au contraire, la perforation spontanée, semblable en cela à certaines ponctions, est insuffisante, et se caractérise par la reproduction des accidents de rétention. La poche se reforme, dès que le liquide ne se trouve plus en tension suffisante pour que s'ensuive une évacuation naturelle. Ces cas constituent des conditions éminemment favorables à la production des pyocolpos que nous venons d'étudier.

Mais la rupture peut se produire à l'intérieur et alors l'effusion de sang se fait dans le péritoine, l'intestin, l'estomac, quelquefois la base des grandes lèvres. Si la tumeur se vide dans le péritoine, il en résulte de terribles éventualités, la péritonite ou bien des accidents de la plus grave septicémie. Au niveau de l'insertion des grandes lèvres, la rupture a pour résultat la production d'un thrombus parfois très volumineux et s'étendant jusque dans les régions inguinale et hypogastrique. « Quand la tumeur, dit Pozzi, s'est vidée dans les organes voisins, dans l'intestin, et même l'estomac, l'issue n'en a pas moins été funeste ; de nouvelles menstruations remplissent incessamment la poche et la malade s'épuise... »

Voilà donc les méfaits engendrés par cette sortie brusque de la collection sanguine hors des voies naturelles. Il existe cependant des cas heureux où la guérison a été la terminaison de cette rupture. Mais d'une façon générale, en même temps que l'ouverture donne issue à l'écoulement menstruel, elle livre passage aux germes infectieux venus de l'extérieur.

En résumé de cette étude de l'hématocolpos consécutif à une imperforation vaginale, nous devons retenir qu'il peut se propager à tout l'appareil génital, qu'il peut s'infecter ou bien aboutir à une rupture spontanée avec toutes ses funestes conséquences.

CHAPITRE IV

TRAITEMENT

Empêcher l'hématocolpos de se produire, une fois produit l'évacuer avec toutes les précautions aseptiques nécessaires pour éviter l'infection ; telles sont les indications que nous aurons à remplir. Il est souvent difficile, pour ne pas dire impossible de prévenir un hématocolpos.

Toutefois, si pour une raison quelconque, la cloison membraneuse qui doit à l'époque de la puberté déterminer les symptômes et les accidents que nous connaissons bien, était préalablement reconnue (ce dont nous n'avons pas trouvé d'exemple), nous pensons que l'opération immédiate, serait nécessaire car, l'ajourner serait exposer la petite malade à des douleurs inutiles et quelquefois à des accidents fort graves.

L'hématocolpos une fois constitué, le traitement devra s'adresser à deux ordres de symptômes, savoir : *a)* tumeur par rétention menstruelle ; *b)* obstacle au coït et à la fécondation. Si l'hymen a disparu comme dans l'observation du docteur Beyran que nous avons rapportée, l'opération comme le diagnostic sera facile. Mais, si l'hymen persiste encore, que faudra-t-il faire ? Si l'orifice hyménéal est assez large pour que l'on puisse introduire un trocart ou un bistouri permettant d'aller inciser la cloison, nous pensons qu'on pourra respecter l'hymen. Mais, si la membrane hyménéale est elle-même imperforée ou bien si son orifice trop étroit ne permet pas d'arriver aisément sur la tumeur, il est de toute évidence qu'il faudra l'inciser largement, car l'hymen est d'une faible importance si l'on veut se rappeler que la vie de la malade peut être gravement compromise.

Dans les cas d'imperforation du vagin, deux opérations se sont tour à tour partagé les faveurs des chirurgiens ; c'est, d'une part, la ponction, d'autre part l'incision cruciale. La ponction, facile à faire, a l'inconvénient de ne pas être une opération curatrice. En effet, il arrive rarement que le liquide épaix, poisseux comme du goudron, de consistance et de couleur chocolatée, liquide concentré et sirupeux, s'écoule de façon complète à travers la lumière du trocart. De plus, les accidents qui semblent s'être amendés après la première ponction reparaissent avec la même intensité à la menstruation suivante, et l'on est souvent obligé de finir par où l'on aurait dû commencer : l'incision. L'incision sera donc le procédé de choix ; elle fendra la membrane dans le sens antéropostérieur et dans le sens transversal, et, ainsi, elle restituera complètement la voie oblitérée et permettra l'évacuation facile de l'hématocolpos. Si l'opération a été conduite avec toute l'asepsie désirable, si elle a été suivie d'un bon lavage antiseptique qui débarrassera le vagin de tous les caillots qui s'étaient accumulés dans sa cavité, si enfin on a soin de bourrer de mèches de gaze la poche ainsi vidée et d'assurer un drainage énergique et une dilatation continue, les suites opératoires seront ordinairement excellentes et la malade guérira très rapidement.

CONCLUSIONS

I. Les multiples variétés qu'on a pu remarquer, tant au point de vue de la configuration qu'au point de vue du nombre et du siège de ces cloisons sont expliquées par les données embryologiques.

II. L'apparition des troubles menstruels est ordinairement le symptôme qui révèle la malformation.

III. Une exploration attentive des voies génitales et l'histoire clinique de la malade permettent de faire le diagnostic.

IV. L'hématocolpos, qui résulte de l'imperforation du vagin, peut aboutir à des complications très graves : l'hématométrie, l'infection et la rupture.

V. On doit traiter les imperforations du vagin dès qu'on les a découvertes de façon à éviter les fâcheux accidents auxquels elles peuvent donner naissance.

INDEX BIBLIOGRAPHIQUE

EMBRYOLOGIE

MÜLLER (Joh.). — Bildungsgeschichte der Genitali n, Dusseldorf, 1830

RATHKE. — Ueber die Bildung der Samenleiter, der Fallopischen Trompete, etc. Archiv. für Anat. und Phys. 1832.

LEUCKART. — Wagner's physiologie, art. Zeugung. 1833.

VALENTIN. — Handbuch der Entwickelungsgeschichte des Menschen, Berlin 1835.

BISCHOFF. — Développement de l'homme et des mammifères dans Encyclopédie anat., 1843.

THIERSCH. — Bildungsfehler der Harn und Geschlechtswerkzeug eines Mannes, Illustrirte med. Zeitung Bd. I, 1852.

LILIENFELD. — Beiträge zur Morphologie und Entwickelungsgeschichte der Geschlechtsorgane Diss. Marburg 1856.

FURST. — Ueber die Bildungshemmungen des Utero-vaginalcanales, Monatsschrift f. Geburtsk 1867. Bl 30.

DORHRN. — Ueber die Müller'schen Gänge und die Entwickelung des Utérus. Marburg Gesellschaft, 1869 t. XXIV.

— Zur Kenntnis Müller'schen Gänge und ihrer Verschmelzung, Marb. Gesellschraft, 1871, Bd. IX.

BUDIN. — Recherches sur l'hymen et sur l'orifice vaginal. Progrès médical, 1879 n° 35.

BALFOUR et SEDGWICK. — On the Existence of a Head-Kidney in the Embryochick, and on certains points in the Development of the Mullerian Duct. — Quat. Journ. of Microsc. Science. 1879.

KÖLLIKER (Von). — Traité du développement de l'homme et des animaux supérieurs, trad. franç. 1879.

LANGENBACHER. — Beiträge zur Kenhtniss des Wolff'schen und Muller'schen Gänge bei Saugern Arch. f. mikr. Anat. 1881.

TOURNEUX et LEGAY. — Note sur le développement de l'utérus et du vagin et particulièrement du museau de tanche chez le fœtus humain. Société de biologie. 26 janvier 1884.

— Mémoire sur le développement de l'utérus et du vagin envisagé principalement chez le fœtus humain, in Journal de l'anatomie et de la physiologie, 1884.

GILIS. — Précis d'embryologie, 1891.

HERTWIG. — Traité d'embryologie de l'homme et des vertébrés, 1900.

TOURNEUX. — Précis d'embryologie.

FREDET. — Annales de gynécologie et d'obstétrique, mars 1904.

PATHOLOGIE

AZÉMA. — Absence complète du vagin. Annales de gynécologie, 1893.

BAUDRY. — Interventions chirurgicales dans les absences du vagin. Thèse Bordeaux, 1893-94.

BONNECAZE. — Traitement chirurgical des imperforations du vagin. Thèse de Paris, 1872.

BOURRIN. — Thèse de Bordeaux, 1891.

CHOTEAU. — Thèse de Lille, 1894.

DA COSTA. — Medical News, 1894.

DE LÉO. — Absence de la partie infér. du vagin avec hématocolpométrie. Archives italiennes de gynécologie de Naples, 1901.

DELAUNAY. — Thèse de Paris, 1877.

DOLBEAU. — Gazette des hôpitaux, 1865.

DESPRÈS. — Bull. Soc. Anat. de Paris, 1870.

FREUNDENBERG. — Hématométrie, Leipzig.

FAGET. — Thèse Toulouse, 1902.

GIRARD. — Journal de la Sot. Anat., 1870.

GODEFROY. — Gazette des hôpitaux, 1856.

GUILLET. — Société de chirurgie, 1902.

GAY. — Thèse Paris, 1880.

JEANNEL. — Rétention des règles. Archives tocologie, 1887.

LAVILLE. — Thèse de Bordeaux, 1886-1887.
LABADIE, LAGRAVE et LEGUEU. — Gynécologie.
LÉOPOLD. — Arch. für gynecologie, vol. 34.
MARCHAT. — Revue médicale de l'Est, 1878.
MOLIÈRE. — Vagin artificiel. Lyon médical, 1879.
PÉTROFF. — Thèse Montpellier, 1888-1889.
PICOT. — Thèse Paris, 1890-1891.
PICQUÉ. — Annales de gynécologie, 1890.
— Soc. de chirurgie, 1904.
POLAILLON. — Société de chirurgie, 1887.
POZZI. — Traité de gynécologie.
PUECH. — Annales de gynécologie, 1878.
RAMBAUD. — Thèse de Paris, 1899-1900.
RÉTIÈRE. — Thèse de Paris, 1902.
RAUZIER. — Thèse de Montpellier, 1889.
SIBUT. — France médicale, 1897.
SOKOLOFF. — Arch. de gynécologie. 1890.
TÉDENAT. — Montp médical, 1893.
VILLAR. — Soc. anatomique de Paris, 1876.
— Soc. de chirurgie, 1805.
VITRAC. — Revue de pédiatrie de Bordeaux, 1900.
VILLEMIN. — Soc. de pédiatrie Paris, 1903.
WERDER. — American journal med. ass. Chicago, 1894.

www.ingramcontent.com/pod-product-compliance
Lightning Source LLC
LaVergne TN
LVHW011956160826
845678LV00002B/569

* 9 7 8 2 3 2 9 6 8 0 5 5 2 *